Florence Sabin

Científica y profesora

D0967780

Flo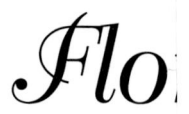

Scientist and Teacher

Florence Sabin
by Stacey Simmons

Dedicated to my husband, Deron, who encouraged me
every step of the way and reminded me
not to procrastinate!

ISBN: 978-0-86541-179-1
LCCN: 2013947132

Produced with the support of Colorado Humanities and the National
Endowment for the Humanities. Any views, findings, conclusions,
or recommendations expressed in this publication do not necessarily
represent those of the National Endowment for the Humanities or
Colorado Humanities.

Cover photo courtesy of Library of Congress, LC-SZ62-10273

Printed in the United States of America

Published by Filter Press, LLC, in cooperation with
Denver Public Schools and Colorado Humanities

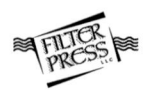
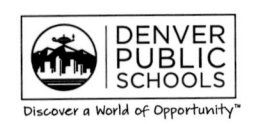
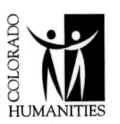

Florence Sabin

Scientist and Teacher

by Stacey Simmons

Filter Press, LLC
Palmer Lake, Colorado

Great Lives in Colorado History

Contents

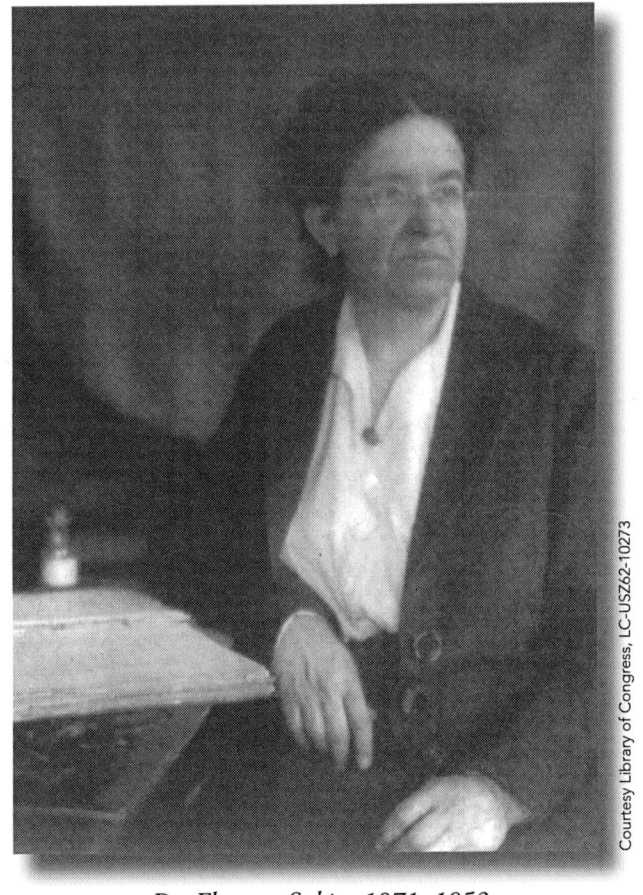

Dr. Florence Sabin, 1871–1953

Introduction

"Health to match our mountains." This was Florence Sabin's **slogan** as she traveled around Colorado educating people about the poor health and **sanitation** in their otherwise beautiful state. The slogan could have described Florence's entire life. She had high standards for her **research** and worked to improve health for all people. Her interest in good health began with the deaths of her mother and brothers when she was a young girl. Her path to improving people's health was not easy. She faced **discrimination** while she was a medical student and teacher at Johns Hopkins University School of Medicine. Despite these setbacks, Florence Sabin was a pioneering scientist who used her intelligence and research skills to help all people.

Early Years

Florence's father, George Sabin, was attending medical school in Vermont when he heard stories about the Colorado **gold rush**. The stories were powerful, and George left medical school and headed west. He arrived in Colorado in 1860 and began **prospecting** around Black Hawk and Central City. Although he did not become rich, he had a good job as a mine **manager** for mine owners. The gold rush eventually brought Serena Miner to Colorado. Serena was born in Vermont and had taught school in Georgia for several years around the time of the **American Civil War**. In 1867 Serena left Georgia for Black Hawk, where she had been offered a teaching job. Serena and George met at a dance in Black Hawk in 1868 and married soon after. They lived in Central City, where their house on Casey Road still stands.

Florence Rena Sabin was born in Central City on November 9, 1871, two years after her older sister, Mary. Mary and Florence were always together, from the time they were children through their teenage years. They remained best friends throughout their lives.

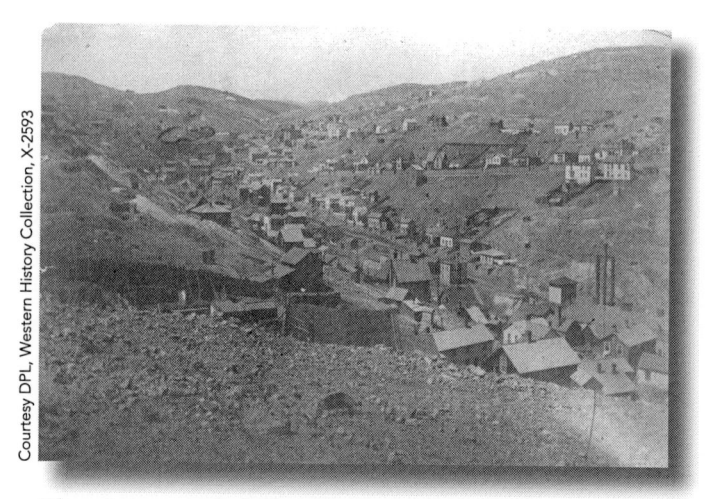

The mining town of Central City, Colorado, around 1880, where Florence was born in 1871.

When Florence was four years old, the Sabin family moved to Denver. By this time, George owned a small mining company, and Denver was a better location for him to run his business. Also, Mary and Florence were ready to start school. The schools in Denver were much better than schools in Central City.

The family's happiness ended in 1877 after Serena gave birth to a baby boy named

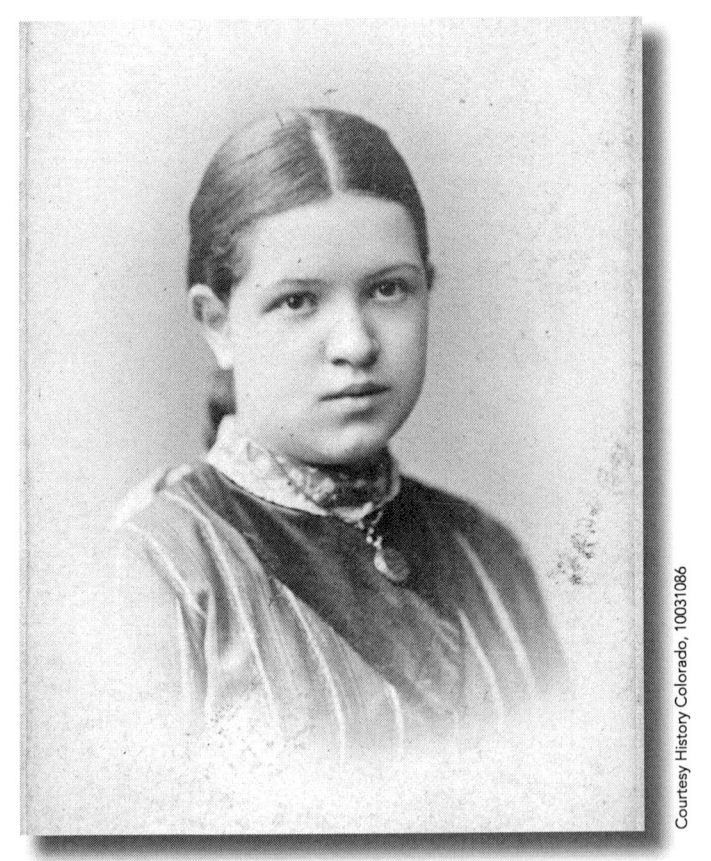

Florence was a serious child. Her mother died when she was seven. Florence later said her childhood ended then.

Richman. Richman lived for less than a year. Then on October 31, 1878, Serena gave birth to another baby boy, Albert. Tragically, nine days later, on Florence's seventh birthday, her mother died of **complications** from the birth. This was the first of many challenges that Florence faced and overcame throughout her life.

The Moving Years

When Serena died, George Sabin was building his mining business. He could not take care of Florence, Mary, and baby Albert on his own. He sent the girls to Wolfe Hall, a **boarding school** in Denver. Albert stayed in Central City with an aunt until he died in November 1879. More than ever, George knew that his daughters needed a real family. Within a year, the girls moved to Lake Forest, Illinois, near Chicago, to live with their uncle, Albert Sabin.

Florence's time with Uncle Albert and his family brought her the love and happiness of a family once again. Uncle Albert was a teacher. He taught Florence about music, nature, and the enjoyment of reading. He was a positive influence on Florence's life.

Florence and Mary lived with Uncle Albert for four years. Then the girls moved to Vermont to attend the highly respected Vermont Academy. They lived with their grandparents. However, during their first year in Vermont, their grandmother died, and the girls returned briefly to Illinois to live with Uncle Albert. Both girls eventually returned to Vermont and graduated from the Vermont Academy. Florence was an outstanding student and president of her graduating class.

While Florence was a student at the academy, Uncle Albert gave her a piano. She practiced every day and thought she would become a professional pianist. However, she realized that she was more interested in science and medicine.

At the time Florence and Mary graduated from high school, many colleges did not accept women students, but Smith College in Massachusetts did. It was an excellent college for women. Mary became a student there, and in 1889 Florence joined her.

Florence studied science. She took courses

in **zoology**, **biology**, **chemistry**, and **geology**. She thought she might become a doctor. She talked with the school's doctor, Dr. Grace Preston. Dr. Preston encouraged Florence to become a doctor. She also warned Florence of the challenges that women faced in the medical field. It was difficult to be accepted to medical school. Also, women doctors were discriminated against and were sometimes treated unfairly. Some people thought that women were not as smart as men and could not be good doctors.

Florence decided to get a medical degree anyway. She wanted to attend medical school at Johns Hopkins University in Baltimore, Maryland. The medical school was new and accepted both men and women. Florence's family did not have the money to pay her **tuition** to Johns Hopkins. So, after graduating from Smith in 1893, she returned to Denver and taught at Wolfe Hall to earn money for medical school. She also returned to Smith

College to teach some courses when she was not working at Wolfe Hall.

After three years, Florence had saved enough money for the tuition. She applied to Johns Hopkins and was accepted. She started medical school in 1897. Florence was one of the first women to go to the medical school. Her life of "firsts" had begun. She was 25 years old.

Student, Teacher, Researcher

For her first two years at Johns Hopkins, Florence's education took place in laboratories. She studied **anatomy, histology**, and healthy and diseased bodies. She became very familiar with microscopes and found she loved working with them. The next two years, Florence worked directly with sick patients.

Medical students at Johns Hopkins had to do their own research. Florence researched the **lymphatic system** and the **nervous system**. Her research on the lymphatic system was published, and she won a $1,000 prize.

Her research on the nervous system impressed Dr. Franklin Paine Mall, a famous **professor** at Johns Hopkins. He encouraged Florence to publish a paper describing her research on the nervous system. It was published in 1897. She was proud of this accomplishment. She sent copies to her father and Uncle Albert. Unfortunately, her father died that year before he could read it.

Florence had many other achievements while at Johns Hopkins. Dr. Mall asked Florence to research the brains of newborn babies, so she created a model of the lower part of a newborn's brain. She wrote a book about the anatomy of the brain entitled *An Atlas of the Medulla and Midbrain*. The model and the book were used to teach medical students for many years.

Florence studied medicine at Johns Hopkins for four years. During this time, she learned something important about herself. She did not like working with patients! It was too stressful for her. She preferred the peace and quiet of the research lab. She would use her medical degree to do medical research.

Florence graduated from medical school in 1900. She still needed to complete an **internship** at a hospital. Of course she wanted to complete her internship at Johns Hopkins. However, there were not many positions available, and these positions usually went to men. Florence graduated with the third highest grades in her class, so she deserved one of the top internships. She was shy and did not want to cause a problem. She was willing to accept any internship. However, classmate Dorothy Reed convinced Florence to ask for the internship she wanted. Eventually, both Dorothy and Florence were awarded internships in medicine at Johns Hopkins.

Florence's internship lasted a year, and it was not pleasant. Because she was a woman, she was not treated well. Even so, Florence finished the internship and became a doctor. Instead of treating and taking care of patients, she was chosen to work with Dr. Mall. She continued her research on the lymphatic system. She gained much respect and attention because of her research. In 1903 she was hired to be an assistant professor at

Johns Hopkins in the anatomy department. This was another great honor for Florence. She also continued working with Dr. Mall.

Florence's career at Johns Hopkins continued for 22 years. She spent many of those years researching the lymphatic system. She also researched **blood vessels**. During this time, she met famous scientists Albert Einstein and Marie Curie, and she received many awards and prizes. She said later that the most exciting experience of her life was none of those things. Instead, it was using a microscope to watch blood vessels develop in a chicken **embryo** and seeing the heart take its first beat!

Florence's years at Johns Hopkins were full of discoveries and accomplishments. Her students loved her, and she was known around the world as a top researcher. Surprisingly she continued to face discrimination because she was a woman.

Dr. Mall died in 1917. He had been the head of the anatomy department. Many people thought that Florence would be chosen as the new head of that department because she worked closely with Dr. Mall for 20 years. Instead the position was given to a man who had been her student. Florence was disappointed. As usual, she did not want to cause a fuss. She continued her research and eventually became the **chair** of the histology department. It was another first for Florence. She was the first female full professor at Johns Hopkins.

Soon Florence was honored with two more "firsts." In 1924 she became the first female president of the American Association of Anatomists, a large organization of researchers. Then in 1925, she was the first woman elected to the National Academy of Sciences, an organization of scientists who have made outstanding contributions to science.

New Research Opportunities

Although Florence loved teaching and researching at Johns Hopkins, another opportunity presented itself in 1925. Florence moved to New York City to work at the Rockefeller Institute for Medical Research, which was another great honor for her. The Rockefeller Institute was famous for medical discoveries. Her new position was head of the Department of **Cellular** Studies. Florence was the first female to receive full membership at the institute.

Florence was in charge of a group of scientists researching cures for **tuberculosis** (TB). In the 1920s, TB was a leading cause of death in the United States. Florence dreamed of finding a cure for TB. Her research team never found a cure, but the work her team did helped find new medicines to treat TB. It is still a dangerous and deadly disease, however, and people with the disease take months to get better.

Florence took on another challenge while she worked at the Rockefeller Institute. She wrote a biography of her friend and teacher, Dr. Mall, to honor him. *Franklin Paine Mall: The Story of a Mind* was published in 1934.

Florence worked at the Rockefeller Institute until 1938. She would have continued working, but the institute had

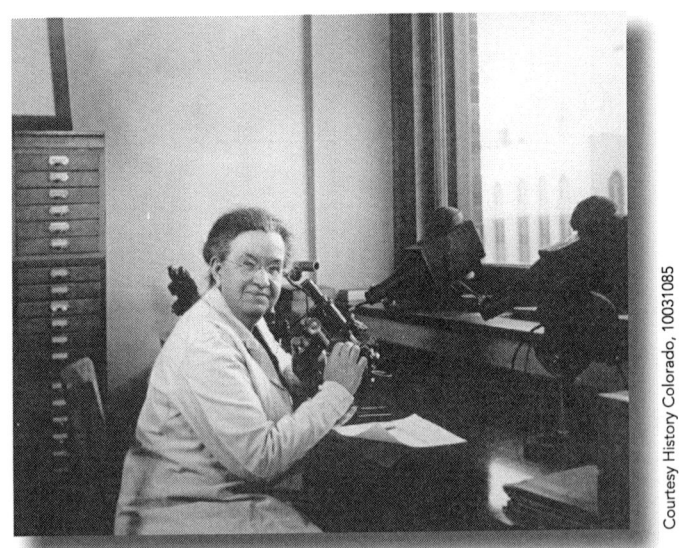

Florence in her lab at the Rockefeller Institute. Her microscope was her most prized possession.

strict rules about **retirement** age. Florence was 67 years old when she retired and moved to Colorado. Mary retired from teaching in Denver Public Schools in 1931. Now, the sisters could enjoy retirement together.

Changing Public Health

Mary and Florence shared a home in Denver. The sisters made up for the many years they spent apart. They hiked and traveled and caught up with old friends. It did not take long for Florence to begin new projects. She did research at the University of Colorado, gave speeches, and wrote papers about her research. She also returned to New York occasionally to work in her lab at the Rockefeller Institute and attend scientific meetings.

In 1944 Florence got the chance to improve **public health** in Colorado. World War II was ending. Thousands of soldiers would return to their home states. Colorado's governor, John Vivian, created committees to think about ways to make it easier for soldiers to return to life outside the military. One committee was to study health in Colorado, but the governor needed someone to run it. A news reporter suggested Florence to Governor Vivian. The governor offered Florence the position because he thought the little old lady in her seventies would not cause problems or suggest real changes. He also wanted to keep the support of women voters. Florence gladly accepted.

Examining Colorado's public health problems was a huge job. Colorado was one of the unhealthiest states in the nation. The **death rate** was twice as high as it was in other states. Many deaths could have been prevented. Florence was determined reduce the death rate in Colorado. This feat required changing Colorado's health laws, which had not changed since they were passed in 1876. For the first time in her life, Florence's work in the medical field would directly affect people's health.

First Florence learned more about Colorado's public health conditions. She visited all 63 counties and could hardly believe what she learned. She discovered that most sewage, or waste, was dumped into rivers, **contaminating** the food and water supplies and making people sick. Also, the milk supply was not **pasteurized**. Milk was so dirty that many mothers would not let their children drink it. Another problem was the large rat population. All of these things made it easy for deadly diseases to spread quickly. Some diseases that are caused by poor sanitation are **diphtheria,** tuberculosis, and **typhoid fever**.

Florence knew that Colorado's health laws had to be changed, even though it would be difficult. Perhaps the greatest challenge facing Florence was educating people about the bad health conditions in Colorado. Most people had no idea that the conditions were so bad. Some groups of people did not want the laws to change. For example, ranchers opposed any new laws for meat and dairy because they thought the new laws would cost them more money.

Florence was not discouraged and started educating Coloradans about how to improve their health. All her life, she wanted to stay out of the spotlight and quietly do her research.

Now she was in the public eye, and she loved it!

Florence and her committee wrote new health laws known as the Sabin Health Bills. Among other things, the health bills asked for more money for the University of Colorado Medical School, more hospitals, new sewage control plants, and the pasteurization of milk.

She needed the support of Colorado's voters to get the laws passed. Now in her seventies, Florence visited every part of Colorado to talk with voters. She enjoyed these visits very much. She drove through blizzards and over high mountain passes to explain how the new laws would improve health. Her slogan was "Health to match our mountains." She was determined that the people of Colorado would have the best public health laws possible.

Florence's determination paid off. The Sabin Health Bills passed in 1947. The only bill that did not pass was the "cow bill." This bill required changes to control brucellosis, an infectious disease that can be passed from farm animals to humans. However, even this bill eventually passed because of Florence's **perseverance**.

Florence succeeded in changing Colorado's health laws. However, the city of Denver was **exempt** from adopting and enforcing the health laws. Florence's next challenge was to clean up Denver.

The mayor of Denver asked Florence to clean up Denver's hospitals, restaurants,

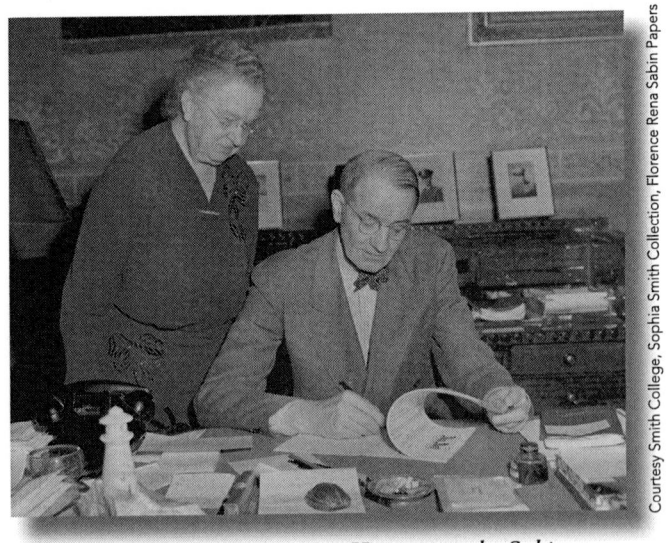

Florence watched Governor Lee Knous sign the Sabin Health Bills into law.

and rat-infested alleys. She also reduced deaths from tuberculosis through a free x-ray program, since the x-rays could find tuberculosis in its early stages. Within two years, the tuberculosis death rate in Denver was cut in half. This was another great success for Dr. Sabin.

In 1951 Florence was 80 years old and ready to retire for the second time. Mary had become sick and needed help. Florence took care of her, but when Mary became too ill for Florence's care, she moved Mary into a nursing home. Florence also became ill. After she was treated in a hospital for **pneumonia**, she had a full-time nurse who took care of her. On October 3, 1953, Florence died of a heart attack while listening to a World Series baseball game. Mary died two years later.

In honor of the sisters and their contributions to education, Sabin World Elementary School was named for them in 1958. It is located in southwestern Denver at 3050 South Vrain Street.

Throughout her life, Dr. Florence Sabin received 15 honorary degrees and many awards and prizes. In 1951 the University of Colorado dedicated the Florence R. Sabin Building for Research in Cellular Biology. The highest honor to her life and work came in 1959 when her statue was placed in the National Statuary Hall in the U.S. Capitol in Washington, DC. Only two persons per state are honored with statues in the hall. The other Coloradan is astronaut John Swigert Jr.

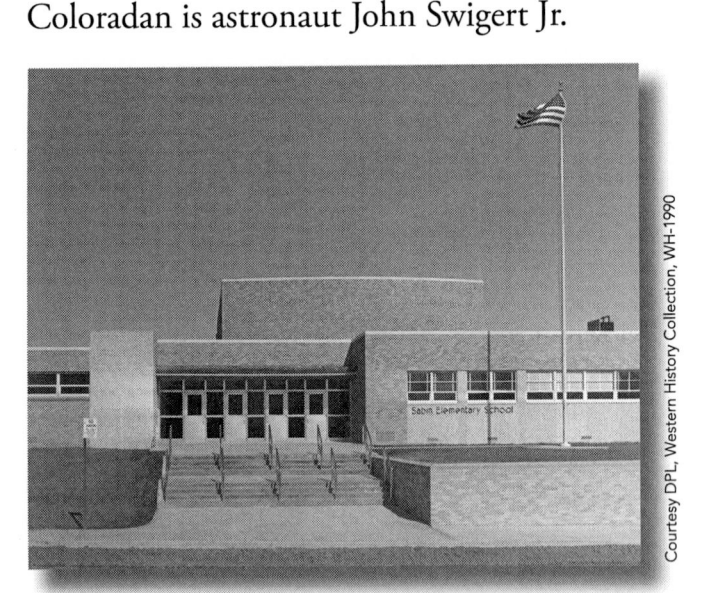

Sabin Elementary School opened February 17, 1958, and was named for Florence and her sister, Mary. Today it is called Sabin World Elementary School.

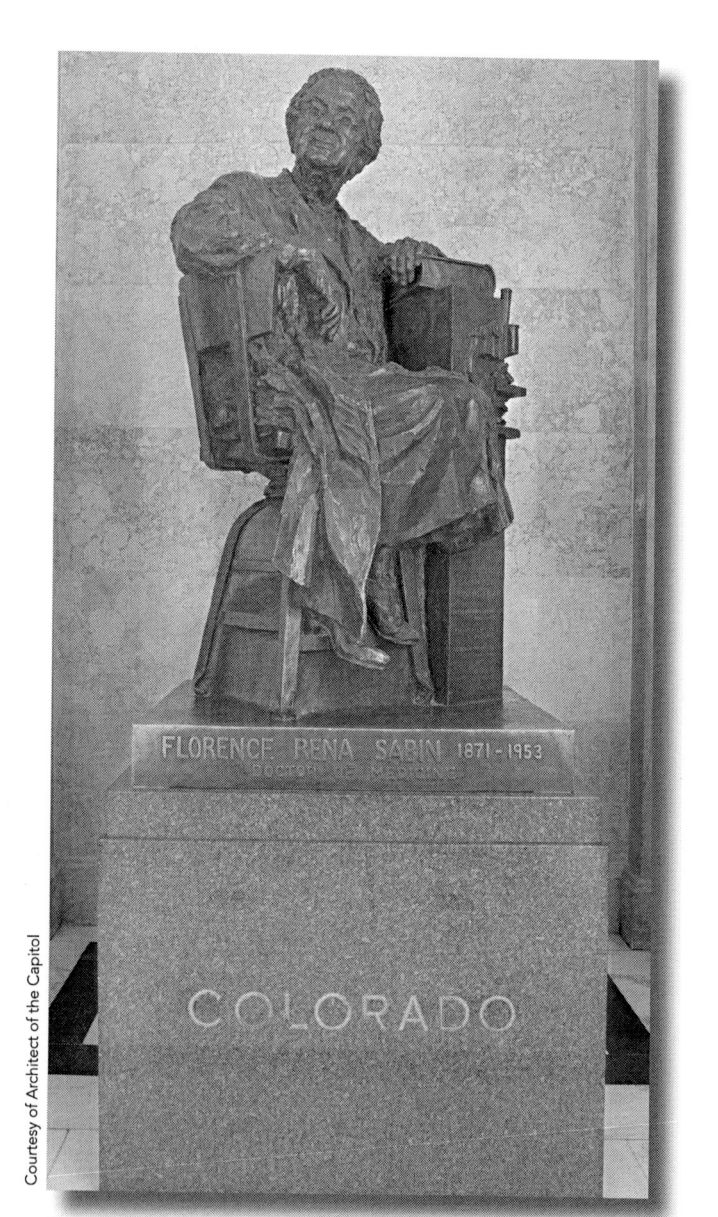

Visitors to the U. S. capitol can see a statue of Florence in the National Statuary Hall. The inscription reads "Florence Rena Sabin 1871–1953 Doctor of Medicine."

☞ *Florence Sabin* 25

Questions to Think About

- Florence Sabin accomplished much in her life. In your opinion, what was her most significant achievement? Why?

- Florence faced many challenges. Choose one and explain why it was challenging.

- Florence had a positive impact on the health of Coloradans. Explain why.

Questions for Young Chautauquans

- Why am I (or should I be) remembered in history?

- What hardships did I face, and how did I overcome them?

- What is my historical context (what else was going on in my time)?

Glossary

American Civil War: a war in the United States between the North and the South fought between 1861 and 1865.

Anatomy: the study of the body.

Biology: the study of living things.

Blood vessels: the arteries and veins that carry blood throughout the body.

Boarding school: a school where students live during the school year. Students return home to their families during school holidays and summers.

Cellular: having to do with cells, the smallest units of plants or animals.

Chair: the person in charge of a department of study at a college or university.

Chemistry: a science that deals with the composition, structure, and properties of substances and with the changes that they go through.

Complications: diseases or conditions existing at the same time that affect the course or severity of other diseases or conditions.

Contaminating: making impure or unfit for use by adding something harmful or unpleasant.

Death rate: the number of individuals who die in a year compared to the population at the beginning of the year.

Diphtheria: a disease that affects the throat and nose that people can die from. Now children get shots to prevent diphtheria.

Discrimination: treating others unfairly because of their race or something else about them that they cannot change.

Embryo: a living thing in the beginning stages of growth.

Exempt: allowed not to do something that others are required to do.

Geology: the study of the history of Earth and its life, especially as recorded in rocks.

Gold rush: a time when many people suddenly move to a new place after gold is discovered, hoping to get rich. Famous gold rushes in the United States include the California gold rush of 1849, the Pikes Peak gold rush of 1858, and the Klondike gold rush of 1897 in Alaska.

Histology: the study of animal and plant tissues under a microscope.

Internship: a job in a hospital that is required as part of training to become a medical doctor.

Lymphatic system: a body system that carries lymph, which destroys foreign materials, such as bacteria.

Manager: a person who oversees and has control of an institution or business.

Nervous system: the body system that sends messages from the brain to the rest of the body.

Pasteurized: heated to a high temperature to kill germs, especially in liquids, such as milk.

Perseverance: determination to continue with something despite difficulties.

Pneumonia: a disease of the lungs caused by viruses or bacteria. People with pneumonia have difficulty breathing.

Professor: a teacher, especially one who teaches at a college or university.

Prospecting: looking for, especially mineral deposits.

Public health: the health of people in a community.

Research: careful study that is done to find and report new knowledge.

Retirement: leaving a professional career or one's job permanently.

Sanitation: the promotion of community cleanliness and disease prevention.

Slogan: a word or phrase that is used to attract attention.

Tuberculosis: a disease that affects the lungs. Before modern medicine, people often died from the disease.

Tuition: the cost of going to college.

Typhoid fever: a disease that is passed from one person to another by contaminated food or water.

Zoology: the study of animals.

Timeline

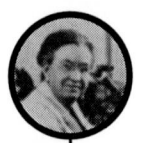

1861–1865
The American Civil War
was fought.

1871
Florence was born in Central
City, Colorado.

1875
Sabin family moved
to Denver.

1876
Colorado became
the 38th state.

1878
Florence's mother,
Serena Sabin, died.

1889
Florence entered
Smith College.

1893
Florence graduated
from Smith College.

1897
Florence started medical
school at Johns Hopkins
University.

1900
Florence graduated
from medical school.

1903–1924
Florence worked as a
professor at Johns Hopkins.

Timeline

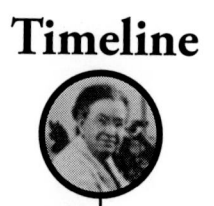

1920
The 19th Amendment giving women the right to vote became law.

1925
Florence began work at the Rockefeller Institute.

1938
Florence retired and moved to Colorado.

1939–1945
World War II was fought.

1944
Florence was appointed to lead a committee that studied the health of Coloradans.

1947
Sabin Health Bills were passed.

1951
Florence retired for the second time.

1953
Florence died in Denver.

1955
Mary Sabin died.

Bibliography

Bluemel, Elinor. *Florence Sabin: Colorado Woman of the Century*. Boulder: University of Colorado Press, 1959.

Campbell, Robin. *Florence Sabin: Scientist*. Chelsea House Publishers, 1995.

Crowder, Carla. "Colorado's Angel of Medicine." *Rocky Mountain News,* October 26, 1999.

Kaye, Judith. *The Life of Florence Sabin*. New York: Twenty-first Century Books, 1993.

Noel, Tom. "Health Crusader Florence Sabin Should Be Hero to All Coloradans." *Rocky Mountain News,* March 30, 2002.

Index

Bibliography / Index

About This Series

In 2008 Colorado Humanities and Denver Public Schools' Social Studies Department began a partnership to bring Colorado Humanities' Young Chautauqua program to DPS and to create a series of biographies of Colorado historical figures written by teachers for young readers. The project was called Writing Biographies for Young People. Filter Press joined the effort to publish the biographies in 2010 under the series title Great Lives in Colorado History.

The volunteer teacher-writers committed to research and write the biography of a historic figure of their choice. The teacher-writers learned from Colorado Humanities Young Chautauqua speakers and authors and participated in a four-day workshop that included touring three major libraries in Denver: The Stephen H. Hart Library and Research Center at History Colorado, the Western History and Genealogy Department in the Denver Public Library, and the Blair-Caldwell African American Research Library. To write the biographies, they used the same skills expected of students: identify and locate reliable sources for research, document those sources, and choose appropriate information from the resources.

The teachers' efforts resulted in the publication of thirteen biographies in 2011 and twenty in 2013. With access to the full classroom set of age-appropriate biographies, students will be able to read and research on their own, learning valuable research and writing skills at a young age. As they read each biography, students will gain knowledge and appreciation of the struggles and hardships overcome by people from our past, the time period in which they lived, and why they should be remembered in history.

Knowledge is power. The Great Lives in Colorado History biographies will help Colorado students know the excitement of learning history through the life stories of heroes.

Information about the series can be obtained from any of the three partners:

Filter Press at www.FilterPressBooks.com
Colorado Humanities at www.ColoradoHumanities.org
Denver Public Schools at curriculum.dpsk12.org

Acknowledgments

Colorado Humanities and Denver Public Schools acknowledge the many contributors to the Great Lives in Colorado History series. Among them are the following:

The teachers who accepted the challenge of writing the biographies

Dr. Jeanne Abrams, Director of the Rocky Mountain Jewish Historical Society and Frances Wisebart Jacobs subject expert

Paul Andrews and Nancy Humphry, Felipe and Dolores Baca subject experts

Dr. Anne Bell, Director, Teaching with Primary Sources, University of Northern Colorado

Analía Bernardi, Spanish Translator, Denver Public Schools

Mary Jane Bradbury, Colorado Humanities Chautauqua speaker and Augusta Tabor subject expert

Joel' Bradley, Project Coordinator, Denver Public Schools

Sue Breeze, Colorado Humanities Chautuaqua speaker and Katharine Lee Bates subject expert

Betty Jo Brenner, Program Coordinator, Colorado Humanities

Tim Brenner, editor

Margaret Coval, Executive Director, Colorado Humanities

Michelle Delgado, Elementary Social Studies Coordinator, Denver Public Schools

Jennifer Dewey, Reference Librarian, Denver Public Library, Western History Genealogy Department

Jen Dibbern and Laura Ruttum Senturia, Stephen H. Hart Library and Research Center, History Colorado

Coi Drummond-Gehrig, Digital Image Sales and Research Manager, Denver Public Library

Susan Marie Frontczak, Colorado Humanities Chautauqua speaker and Young Chautauqua coach

Tony Garcia, Executive Artistic Director of El Centro Su Teatro and Rodolfo "Corky" Gonzales subject expert

Melissa Gurney, City of Greeley Museums, Hazel E. Johnson Research Center

Jim Havey, Producer/Photographer, Havey Productions, Denver, Colorado

Josephine Jones, Director of Programs, Colorado Humanities

Beth Kooima, graphic designer, Kooima Kreations

Jim Kroll, Manager, Western History and Genealogy Department, Denver Public Library

Steve Lee, Colorado Humanities Chautauqua speaker and Otto Mears subject expert

April Legg, School Program Developer, History Colorado, Education and Development Programs

Nelson Molina, Spanish language editor and translation consultant

Terry Nelson, Special Collection and Community Resource Manager, Blair-Caldwell African American Research Library and Fannie Mae Duncan subject expert

Jessy Randall, Curator of Special Collections, Colorado College, Colorado Springs, Colorado

Elma Ruiz, K–5 Social Studies Coordinator, Denver Public Schools, 2005–2009

Keith Schrum, Curator of Books and Manuscripts, Stephen H. Hart Library and Research Center, History Colorado

William Thomas, Pike Peak Library District

Danny Walker, Senior Librarian, Blair-Caldwell African American Research Library

Dr. William Wei, Professor of History, University of Colorado, Boulder, and Chin Lin Sou subject expert

About the Author

Stacey Simmons teaches first grade at Sabin World Elementary School in Denver Public Schools. She earned her bachelor's degree from Providence College and her teaching certificate from the University of Colorado, Boulder. She lives with her husband Deron, their daughter Lilly, and a fish named Danté in Centennial, Colorado. Ms. Simmons enjoys baking, writing, traveling, and learning.

Florence Sabin

Científica y profesora

por Stacey Simmons

Filter Press, LLC
Palmer Lake, Colorado

Florence Sabin
por Stacey Simmons

Dedicado a mi esposo, Deron, quien estuvo a mi lado
en cada paso del camino y me recordó que no dejara
las cosas para después.

ISBN: 978-0-86541-179-1
LCCN: 2013947132

Producido con el apoyo de la organización Colorado Humanities y
el fondo National Endowment for the Humanities. Las opiniones,
hallazgos, conclusiones o recomendaciones expresadas en la presente
publicación no necesariamente representan los de la organización
Colorado Humanities o los del fondo National Endowment for the
Humanities.

Foto de portada cortesía de la Biblioteca del Congreso, LC-SZ62-10273

Impreso en los Estados Unidos de América

Publicado por Filter Press, LLC, en cooperación con
las Escuelas Públicas de Denver y la organización
Colorado Humanities.

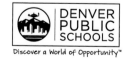

Grandes vidas de la historia de Colorado

Contenido

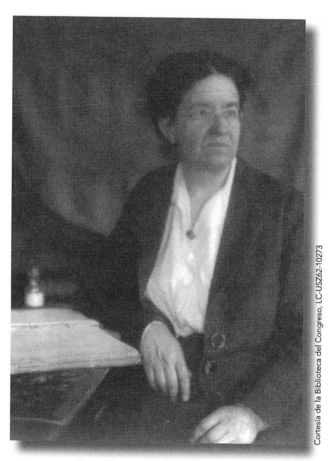

Dra. Florence Sabin, 1871–1953

Introducción

"Por una salud a tono con nuestras montañas". Este era el **eslogan** de Florence Sabin cuando viajaba por Colorado para educar a la gente sobre las condiciones precarias de salubridad y **saneamiento** que desentonaban con ese estado tan bello. El eslogan podría haber descrito la vida entera de Florence. Fue muy exigente con sus **investigaciones** y trabajó para mejorar la salud de la gente. Su interés en la buena salud comenzó con la muerte de su madre y sus hermanos cuando era una niña. El camino que recorrió para mejorar la salud de las personas no fue fácil. Debió enfrentarse a la **discriminación** cuando era estudiante de medicina y profesora de la Universidad Johns Hopkins. A pesar de estos contratiempos, Florence Sabin fue una científica pionera que usó su inteligencia y aptitudes para la investigación para ayudar a la gente.

Los primeros años

El padre de Florence, George Sabin, asistía a la facultad de medicina en Vermont cuando llegaron a sus oídos las historias sobre la **fiebre del oro** en Colorado. Las historias eran contundentes, de modo que George abandonó los estudios de medicina y se dirigió al oeste. Llegó a Colorado en 1860 y comenzó a hacer **prospecciones** en torno a Black Hawk y Central City. Aunque no se hizo rico, tenía un buen trabajo como **director** de minas. La fiebre del oro atrajo por último a Serena Miner a Colorado. Serena había nacido en Vermont y había sido maestra en Georgia durante varios años en la época de la **Guerra Civil de los Estados Unidos**. En 1867, se fue de Georgia a Black Hawk, donde le ofrecieron trabajo como maestra. En 1868, Serena y George se conocieron en un baile en Black Hawk y poco después se casaron. Vivieron en Central

City, donde aún se encuentra su casa en Casey Road.

Florence Rena Sabin nació en Central City el 9 de noviembre de 1871, dos años después que su hermana mayor, Mary. Mary y Florence siempre fueron muy unidas, desde niñas hasta su adolescencia. Fueron excelentes amigas durante toda la vida.

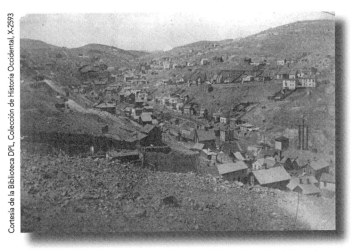

La ciudad minera de Central City, Colorado, alrededor de 1880, donde nació Florence en 1871.

Cuando Florence tenía cuatro años, la familia Sabin se mudó a Denver. Para esa época, George era propietario de una pequeña

compañía minera, y Denver era un mejor lugar para dirigir su empresa. Además, Mary y Florence ya estaban en edad de empezar la escuela. Las escuelas de Denver eran mucho mejores que las de Central City.

La felicidad de la familia se desvaneció en 1877 luego de que Serena diera a luz a un niño, al que llamaron Richman. Richman vivió menos de un año.

El 31 de octubre de 1878, Serena tuvo otro varón, que se llamó Albert. Trágicamente, nueve días más tarde, el día en que Florence cumplía siete años, su madre falleció a causa de **complicaciones** en el parto. Este fue el primero de muchos desafíos que Florence debió enfrentar y superar en el transcurso de su vida.

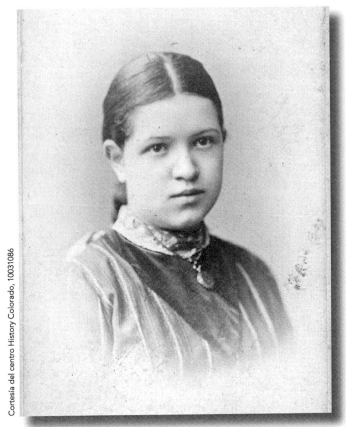

Florence era una niña seria. Su madre falleció cuando ella tenía siete años. Más adelante, Florence dijo que su niñez había terminado en ese momento.

Los años de mudanza

Cuando Serena falleció, George Sabin estaba organizando su compañía minera. No podía cuidar solo a Florence, Mary y el pequeño Albert, de modo que envió a las niñas a Wolfe Hall, un **internado** en Denver. Albert se quedó en Central City con una tía hasta que falleció en 1879. Ahora más que nunca, George sabía que sus hijas necesitaban una familia de verdad. Al año, las niñas se mudaron a Lake Forest, Illinois, cerca de Chicago, a vivir con su tío Albert Sabin.

El tiempo que Florence pasó con el tío Albert y su familia le permitió disfrutar del amor y la felicidad de una familia nuevamente. El tío Albert era maestro y le enseñó sobre música y la naturaleza y le inculcó el placer de la lectura. Representó una influencia positiva en la vida de Florence.

Florence y Mary vivieron con el tío Albert

durante cuatro años. Luego, se mudaron a
Vermont para asistir a la reconocida Academia
de Vermont. Durante esa época, vivieron
con sus abuelos. No obstante, durante el
primer año allí, su abuela falleció y las niñas
regresaron a vivir a Illinois con el tío Albert
por un breve período. Finalmente, ambas
regresaron a Vermont y se graduaron de la
Academia de Vermont. Florence fue una
estudiante destacada y presidenta de su
generación.

Mientras estudiaba en la academia, su tío le
regaló un piano. Florence practicaba todos los
días y creía que se convertiría en una pianista
profesional. Sin embargo, se dio cuenta de que
le interesaban más la ciencia y la medicina.

En la época en que Florence y Mary
se graduaron de la secundaria, muchas
universidades no aceptaban mujeres, a
diferencia de Smith College, en Massachusetts,
que sí lo hacía. Era una excelente universidad
para mujeres. Mary comenzó a estudiar

allí, y en 1889, Florence se le unió para estudiar ciencias. Tomó cursos de **zoología**, **biología**, **química** y **geología**, y pensó que podría ser médica. Habló con la médica de la universidad, la Dra. Grace Preston, y esta la motivó a estudiar medicina. También le advirtió sobre los desafíos que enfrentaban las mujeres en ese campo. Era difícil que las facultades de medicina aceptaran mujeres. Además, estas sufrían discriminación y en ocasiones un trato injusto. Algunas personas pensaban que las mujeres no eran tan inteligentes como los hombres y que no podían ser buenas médicas.

Florence decidió estudiar medicina de todos modos. Quería asistir a la facultad de Facultad de Medicina de la Universidad Johns Hopkins en Baltimore, Maryland. La facultad de medicina era nueva y aceptaba tanto a hombres como a mujeres. La familia de Florence no tenía dinero para pagar la **colegiatura** de Johns Hopkins, de modo

que luego de graduarse de Smith en 1893, Florence regresó a Denver y dio clases en Wolfe Hall a fin de ganar dinero para poder ir a la facultad de medicina. También regresó a Smith College para dar algunas clases aparte de las de Wolfe Hall.

Luego de tres años, Florence había ahorrado suficiente dinero para la matrícula. Presentó su solicitud en Johns Hopkins y la aceptaron. En 1897, inició sus estudios allí. Fue una de las primeras mujeres en asistir a la facultad de medicina. Su vida como la "primera mujer" en muchas cosas había comenzado. Tenía veinticinco años.

Estudiante, profesora e investigadora

Durante los primeros dos años en Johns Hopkins, la educación de Florence se llevó a cabo en laboratorios. Estudió **anatomía** e **histología**, así como cuerpos sanos y enfermos. Se familiarizó mucho con los microscopios y descubrió que le encantaba trabajar con ellos. En los dos años siguientes, Florence trabajó directamente con pacientes enfermos.

Los estudiantes de medicina de Johns Hopkins debían hacer su propia investigación. Florence investigó el **sistema linfático** y el **sistema nervioso**. Su investigación sobre el sistema linfático fue publicada y ganó un premio de mil dólares.

La investigación sobre el sistema nervioso impresionó al Dr. Franklin Paine Mall, un reconocido **profesor** de Johns Hopkins.

Este la motivó a que publicara un trabajo en el que describiera su investigación sobre el sistema nervioso. El trabajo se publicó en 1897. Florence estaba orgullosa de este logro y envió ejemplares a su padre y a su tío Albert. Lamentablemente, su padre falleció ese año antes de poder leerlo.

Florence alcanzó muchos otros logros mientras estudiaba en Johns Hopkins. El Dr. Mall le pidió que investigara el cerebro de los recién nacidos. Esto le permitió crear un modelo de la parte inferior de dicho cerebro. Escribió un libro sobre la anatomía del cerebro titulado *An Atlas of the Medulla and Midbrain*. El modelo y el libro se utilizaron durante muchos años para enseñar a los estudiantes de medicina.

Florence estudió medicina en Johns Hopkins durante cuatro años. En ese tiempo, aprendió algo importante sobre sí misma: ¡no le gustaba trabajar con pacientes! Le resultaba demasiado estresante. Prefería la paz

y tranquilidad del laboratorio de investigación. Utilizaría su título para hacer investigaciones médicas.

En 1900, Florence se graduó de la facultad de medicina. Todavía le faltaba completar una **residencia** en un hospital. Indudablemente quería completarla en Johns Hopkins, pero no había muchos lugares disponibles, y los pocos que había, en general se los daban a hombres. Florence se graduó con las terceras mejores calificaciones de su clase, de modo que se merecía una de las mejores residencias. Era tímida y no quería ocasionar problemas. Estaba dispuesta a aceptar lo que le asignaran. Sin embargo, su compañera de clase Dorothy Reed la convenció de que solicitara la residencia que quería. Finalmente, tanto Dorothy como Florence pudieron quedarse en Johns Hopkins.

La residencia de Florence duró un año y no fue agradable. Como era mujer, no la trataban bien. A pesar de ello, Florence culminó la

residencia y se recibió de médica. En vez de tratar y atender a los pacientes, la eligieron para que trabajara con el Dr. Mall. Continuó con su investigación del sistema linfático. Debido a su investigación, ganó considerable respeto y admiración. En 1903, la contrataron como profesora adjunta de la cátedra de Anatomía de Johns Hopkins. Esto significó un gran honor para Florence. Además, continuó trabajando con el Dr. Mall.

La trayectoria de Florence en Johns Hopkins continuó durante veintidós años, muchos de los cuales los dedicó a la investigación del sistema linfático. También investigó los **vasos sanguíneos**. Durante este período, conoció a los famosos científicos Albert Einstein y Marie Curie, y recibió muchos premios y reconocimientos. Más adelante, dijo que su experiencia más emocionante no había sido ninguna de esas cosas, sino haber observado con un microscopio el desarrollo de los vasos

sanguíneos en el **embrión** de una gallina ¡y haber visto el primer latido de su corazón!

Sus años en Johns Hopkins estuvieron colmados de logros y descubrimientos. Sus estudiantes la adoraban y era conocida en todo el mundo como una investigadora excepcional. Aunque resulte sorprendente, continuó enfrentándose a la discriminación por ser mujer.

En 1917, el Dr. Mall falleció. Él había sido el director de la cátedra de Anatomía. Muchas personas pensaban que Florence sería electa como nueva directora de la cátedra, puesto que había trabajado estrechamente con el Dr. Mall durante veinte años. Sin embargo, le dieron el puesto a un hombre que había sido alumno de ella. Florence estaba desilusionada y, como de costumbre, no quiso hacer un escándalo. Continuó con su investigación y finalmente se convirtió en **catedrática** de Histología. Esta fue otra instancia en la que, como mujer, fue la primera. Florence se

convirtió en la primera mujer en ser profesora titular en Johns Hopkins.

Pronto recibió dos reconocimientos más como "primera mujer". En 1924, se convirtió en la primera presidenta de la organización American Association of Anatomists, una importante organización de investigadores. Luego, en 1925, fue la primera mujer electa para la Academia Nacional de Ciencias, una organización de científicos que han realizado contribuciones excepcionales a la ciencia.

Nuevas oportunidades de investigación

Aunque a Florence le encantaba enseñar e investigar en Johns Hopkins, en 1925 se le presentó otra oportunidad. Florence se mudó a Nueva York para trabajar en el instituto Rockefeller Institute for Medical Research, lo que representó otro gran honor para ella. El instituto era famoso por sus descubrimientos médicos. Su nuevo cargo fue de directora del Departamento de Estudios **Celulares**. Florence fue la primera mujer en ser miembro con derechos plenos en el instituto.

Estaba a cargo de un grupo de científicos que investigaban curas para la **tuberculosis** (TB). En los años veinte, esta era una de las principales causas de muerte en Estados Unidos. Florence soñaba con encontrar una cura. Su equipo de investigación nunca la encontró, pero su trabajo ayudó a

descubrir nuevos medicamentos para tratar la enfermedad. Sigue siendo una enfermedad peligrosa que puede ocasionar la muerte. A las personas que la contraen les toma meses recuperarse.

Mientras trabajaba en Rockefeller Institute, Florence se planteó otro desafío: escribir una biografía de su amigo y maestro, el Dr. Mall, para homenajearlo. En 1934, se publicó *Franklin Paine Mall: The Story of a Mind.*

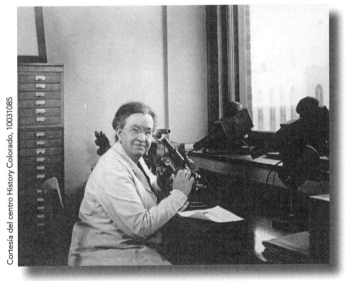

Florence en su laboratorio de Rockefeller Institute. Su microscopio era su bien más preciado.

Florence trabajó en Rockefeller Institute hasta 1938. Habría continuado trabajando, pero el instituto tenía una reglamentación estricta sobre la edad de **jubilación**. Florence tenía sesenta y siete años cuando se jubiló y se mudó a Colorado. En 1931, Mary dejó de enseñar en las Escuelas Públicas de Denver. Ahora, las hermanas podían disfrutar juntas de su jubilación.

La reforma de la salud pública

Mary y Florence compartían una casa en Denver. Las hermanas compensaron los muchísimos años que habían pasado separadas. Hacían caminatas, viajaban y se ponían al día con viejos amigos. No pasó mucho tiempo para que Florence comenzara nuevos proyectos. Investigaba en la Universidad de Colorado, daba conferencias y escribía trabajos sobre su investigación. En ocasiones, regresaba a Nueva York para trabajar en su laboratorio de Rockefeller Institute y asistía a reuniones científicas.

En 1944, Florence tuvo la oportunidad de mejorar la **salud pública** en Colorado. La Segunda Guerra Mundial estaba llegando a su fin y miles de soldados regresarían a sus estados natales. El gobernador de Colorado, John Vivian, creó comités para idear formas

de facilitar la reinserción de los soldados en la vida fuera del ámbito militar. Uno de esos comités tenía como objetivo estudiar la salud en Colorado, pero el gobernador necesitaba a alguien que lo dirigiera. Un periodista sugirió el nombre de Florence al gobernador Vivian. Este le ofreció el puesto porque pensaba que la ancianita de alrededor de setenta años no le ocasionaría muchos problemas ni propondría cambios sustanciales. Además, quería conservar el apoyo de las mujeres que votaban. Florence aceptó con gusto.

Analizar los problemas de la salud pública de Colorado era un trabajo enorme, ya que era uno de los estados más insalubres del país y tenía una **tasa de mortalidad** que duplicaba la de otros estados. Muchas de esas muertes eran evitables. Florence estaba decidida a reducir la tasa de mortalidad en Colorado. Para realizar esta hazaña era necesario reformar las leyes de salud del estado, que eran las mismas desde su aprobación en 1876. Por primera vez en su

vida, el trabajo de Florence en el campo de la medicina tendría una repercusión directa en la salud de la gente.

Primero, profundizó más en las condiciones de salud pública de Colorado. Visitó los sesenta y tres condados y no podía creer lo que veía. Descubrió que las aguas residuales o desechos se botaban a los ríos, lo que ocasionaba la **contaminación** del suministro de agua y comida y, en consecuencia, hacía que la gente se enfermara. Por otra parte, la leche no se **pasteurizaba**. Esta estaba tan sucia que muchas madres no dejaban que sus hijos la tomaran. Otro problema era la gran cantidad de ratas. Todas estas condiciones facilitaban que las enfermedades mortales se diseminaran rápidamente. Algunas enfermedades ocasionadas por las malas condiciones de saneamiento son la **difteria**, la tuberculosis y la **fiebre tifoidea**.

Florence sabía que las leyes sanitarias de Colorado debían cambiar, e incluso pensó que

eso iba a ser difícil de lograr. Tal vez el mayor desafío que enfrentó Florece fue educar a la gente sobre las pésimas condiciones de salud en Colorado. La mayoría no tenía idea de que las condiciones eran tan malas. Algunos grupos de personas no querían que cambiaran las leyes. Por ejemplo, los hacendados se oponían a cualquier ley nueva sobre carne y lácteos porque pensaban que les costaría más dinero.

Florence no se desanimó y comenzó a educar a la población de Colorado sobre cómo mejorar su salud. Durante toda su vida, siempre quiso mantenerse alejada del centro de atención e investigar tranquilamente. Ahora se encontraba ante la mirada del público, ¡y le encantaba!

Florence y su comité redactaron nuevos proyectos de ley de reforma de la salud, conocidos como *Sabin Health Bills*. Entre otras cosas, dichos proyectos requerían más dinero para la facultad de medicina de la

Universidad de Colorado, más hospitales, nuevas plantas de control de aguas residuales y la pasteurización de la leche.

Era necesario el apoyo de los ciudadanos de Colorado para que se aprobaran las leyes. Ya en sus setenta, Florence visitaba cada lugar de Colorado para hablar con los votantes. Disfrutaba mucho de estas visitas. Conducía en medio de tormentas de nieve y a través de pasos de montaña para explicar cómo las nuevas leyes mejorarían la salud. Su eslogan era: "Por una salud a tono con nuestras montañas". Estaba decidida a que la gente de Colorado tuviera las mejores leyes de salud posibles.

La determinación de Florence dio sus frutos. En 1947, se aprobaron los proyectos de ley de reforma de la salud *Sabin Health Bills*. El único que no se aprobó fue el "proyecto de las vacas". Este exigía cambios en el control de la brucelosis, una enfermedad infecciosa que los animales de granja pueden contagiar

a los seres humanos. No obstante, debido a la **perseverancia** de Florence, finalmente el proyecto se aprobó.

Florence logró reformar las leyes de salud de Colorado. Sin embargo, la ciudad de Denver fue **eximida** de adoptar y exigir el cumplimiento de las leyes de salud. El próximo desafío de Florence fue limpiar Denver.

El alcalde de Denver le pidió que limpiara los hospitales, restaurantes y callejones infestados de ratas de la ciudad. También redujo a la mitad las muertes por tuberculosis mediante un programa gratuito de radiografías, ya que estas podían detectar la tuberculosis en su etapa inicial. En dos años, la tasa de mortalidad por tuberculosis de Denver se redujo a la mitad. Esto significó otro gran éxito para la Dra. Sabin.

En 1951, Florence tenía ochenta años y estaba lista para jubilarse de nuevo. Mary se había enfermado y necesitaba ayuda. Florence

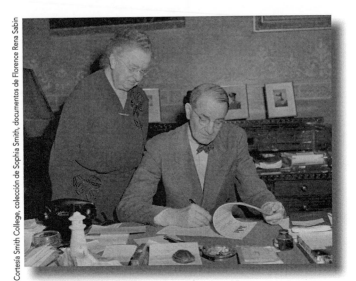

Florence mira cómo el Gobernador Lee Knous sanciona en ley los proyectos de reforma de la salud "Sabin Health Bills".

se ocupó de ella, pero cuando la enfermedad de Mary empeoró tanto que ya no le era posible seguir cuidándola, la llevó a una casa de salud. Florence también se enfermó. Luego de recibir tratamiento en el hospital por **neumonía**, tuvo una enfermera a tiempo completo que la cuidaba. El 3 de octubre de 1953, Florence falleció de un ataque cardíaco mientras escuchaba un partido de béisbol de la Serie Mundial. Mary falleció dos años después.

En 1958, se bautizó una escuela con el nombre de Escuela Primaria Sabin World en honor a las hermanas y sus contribuciones a la educación. Está ubicada al sudoeste de Denver, en 3050 South Vrain Street.

En el transcurso de su vida, la Dra. Florence Sabin recibió quince títulos honorarios, así como muchos premios y reconocimientos. En 1951, la Universidad

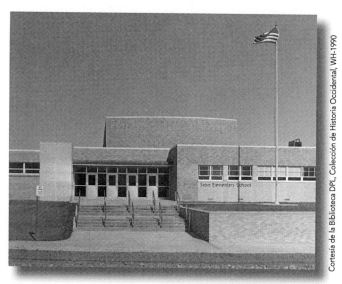

El 17 de febrero de 1958 se inauguró la escuela Sabin Elementary School, que fue bautizada en honor a Florence y su hermana Mary. Hoy en día se llama Sabin World Elementary School.

de Colorado inauguró un edificio para la investigación en biología celular al que designó como Florence R. Sabin Building for Research in Cellular Biology. El mayor homenaje a su vida y su trabajo llegó en 1959, cuando se colocó su estatua en el salón National Statuary Hall del Capitolio de los Estados Unidos en Washington, D.C. En el salón solo se rinde homenaje a dos personas por estado. El otro homeneajeado de Colorado es el astronauta John Swigert, hijo.

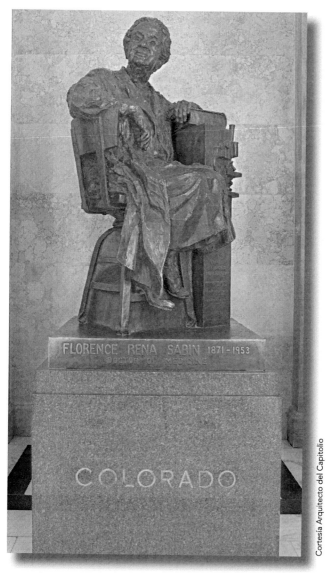

Los visitantes del Capitolio de los Estados Unidos pueden ver una estatua de Florence en el salón National Statuary Hall. La inscripción dice: "Florence Rena Sabin, 1871–1953, doctora en Medicina".

Preguntas para reflexionar

- Florence Sabin logró muchas cosas en su vida. En tu opinión, ¿cuál fue su logro más importante? ¿Por qué?

- Florence enfrentó muchos desafíos. Elige uno y explica por qué era un desafío.

- Florence influyó de forma positiva en la salud de la población de Colorado. Explica por qué.

Preguntas para los integrantes del programa Young Chautauqua

- ¿Por qué se me recuerda (o se me debería recordar) en la historia?

- ¿Qué dificultades enfrenté y cómo las superé?

- ¿Cuál es mi contexto histórico (qué otras cosas sucedían en mi época)?

Glosario

Anatomía: estudio del cuerpo.

Biología: ciencia que estudia los seres vivos.

Catedrática: persona a cargo de un departamento de estudio en una facultad o universidad.

Celulares/celular: relacionado con las células, que son las unidades más pequeñas de las plantas y animales.

Colegiatura: costo de los estudios universitarios.

Complicaciones: enfermedades o trastornos que se dan al mismo tiempo e inciden en la evolución o gravedad de otras enfermedades o trastornos.

Contaminación: fenómeno que hace algo impuro o no apto para el consumo al añadir algo nocivo o desagradable.

Difteria: enfermedad que afecta la garganta y la nariz y que puede ocasionar la muerte. Hoy en día se vacuna a los niños para prevenir la difteria.

Director: persona que supervisa y tiene el control de una institución o empresa.

Discriminación: tratar a otros injustamente debido a su raza o alguna otra cosa que no se puede cambiar.

Embrión: ser vivo en las primeras etapas de crecimiento.

Eslogan: palabra o frase que se utiliza para llamar la atención.

Eximida: persona a quien se le permite no hacer algo que es obligatorio para los demás.

Fiebre del oro: época en la que muchas personas repentinamente se mudan a un nuevo lugar luego de que se descubre oro, con la esperanza de enriquecerse. Las más conocidas en Estados Unidos incluyen la fiebre del oro en California en 1849, la de

Pikes Peak en 1858 y la de Klondike en 1897, en Alaska.

Fiebre tifoidea: enfermedad que se contagia de una persona a otra mediante agua o comida contaminada.

Geología: estudio de la historia de la Tierra y su evolución, especialmente de lo que ha quedado registrado en las rocas.

Guerra Civil de los Estados Unidos: guerra entre el Norte y el Sur de Estados Unidos que se desarrolló de 1861 a 1865.

Histología: estudio microscópico de tejidos de animales y vegetales.

Internado: escuela donde viven los estudiante durante el año escolar. Los estudiantes regresan a sus casas en las vacaciones de verano y en los días festivos.

Investigaciones: estudios minuciosos que se realizan para descubrir y difundir nuevos conocimientos.

Jubilación: dejar una carrera profesional o el trabajo de forma permanente.

Neumonía: enfermedad de los pulmones ocasionada por virus o bacterias. Las personas con neumonía tienen dificultades para respirar.

Pasteurizaba: leche u otros líquidos que han sido calentados a altas temperaturas para matar los gérmenes.

Perseverancia: determinación para continuar con algo a pesar de las dificultades.

Profesora/Profesor: maestra, sobre todo el que enseña en una facultad o universidad.

Prospecciones: búsquedas de yacimientos minerales.

Química: ciencia que estudia la composición, estructura y propiedades de las sustancias, así como los cambios que estas experimentan.

Residencia: trabajo en un hospital que es obligatorio como parte de la capacitación para convertirse en médico.

Salud pública: salud de las personas que integran una comunidad.

Saneamiento: promoción de la prevención de enfermedades y la limpieza de la comunidad.

Sistema linfático: sistema del cuerpo que transporta linfa, que destruye sustancias extrañas, como las bacterias.

Sistema nervioso: sistema del cuerpo que envía mensajes del cerebro al resto del organismo.

Tasa de mortalidad: cantidad de personas que mueren en un año en comparación con la población al comienzo del año.

Tuberculosis: enfermedad que afecta los pulmones. Antes de la medicina moderna, las personas morían a menudo a causa de esta enfermedad.

Vasos sanguíneos: arterias y venas que transportan la sangre por el cuerpo.

Zoología: estudio de los animales.

Línea cronológica

1861–1865
Tiene lugar la
Guerra Civil de los
Estados Unidos.

1871
Nace Florence en
Central City, Colorado.

1875
La familia Sabin se
muda a Denver.

1876
Colorado se convierte en el
estado número 38.

1878
Fallece la madre de
Florence, Serena Sabin.

1889
Florence ingresa a
Smith College.

1893
Florence se gradúa
de Smith College.

1897
Florence comienza la facultad
de medicina en Johns
Hopkins University.

1900
Florence se gradúa de la
facultad de medicina.

1903–1924
Florence trabaja como
profesora en Johns Hopkins.

Línea cronológica

1920
Se aprueba la Decimonovena Enmienda que otorga a las mujeres el derecho al voto.

1925
Florence comienza a trabajar en Rockefeller Institute.

1938
Florence se jubila y se muda a Colorado.

1939–1945
Se desarrolla la Segunda Guerra Mundial.

1944
Se designa a Florence para liderar el comité que estudiaba la salud de la población de Colorado.

1947
Se aprueban los proyectos de ley de reforma de la salud *Sabin Health Bills*.

1951
Florence se jubila por segunda vez.

1953
Florence fallece en Denver.

1955
Fallece Mary Sabin.

Bibliografía

Bluemel, Elinor. *Florence Sabin: Colorado Woman of the Century*. Boulder: University of Colorado Press, 1959.

Campbell, Robin. *Florence Sabin: Scientist*. Chelsea House Publishers, 1995.

Crowder, Carla. "Colorado's Angel of Medicine". *Rocky Mountain News,* 26 de octubre de 1999.

Kaye, Judith. *The Life of Florence Sabin*. New York: Twenty-first Century Books, 1993.

Noel, Tom. "Health Crusader Florence Sabin Should Be Hero to All Coloradans". *Rocky Mountain News,* 30 de marzo de 2002.

Índice

Acerca de esta serie

En 2008, la organización Colorado Humanities y el Departamento de Estudios Sociales de las Escuelas Públicas de Denver se asociaron a fin de implementar el programa Young Chautauqua de Colorado Humanities en las Escuelas Públicas de Denver y crear una serie de biografías sobre personajes históricos de Colorado, escritas por maestros para jóvenes lectores. El proyecto se denominó "Writing Biographies for Young People". Filter Press se sumó al proyecto en 2010 para publicar las biografías en una serie que se tituló "Grandes vidas en la historia de Colorado".

Los autores voluntarios, maestros de profesión, se comprometieron a investigar y escribir la biografía de un personaje histórico de su elección. Se informaron sobre el programa Young Chautauqua de Colorado Humanities a través de sus portavoces y participaron en un taller de cuatro días que incluyó el recorrido por tres importantes bibliotecas de Denver: el centro de investigación Stephen H. Hart Library and Research Center en el centro History Colorado, el Departamento de Genealogía e Historia Occidental de la biblioteca Denver Public Library y la biblioteca Blair-Caldwell African American Research Library. Para escribir las biografías, emplearon las mismas destrezas que se espera de los estudiantes: la identificación y localización de recursos confiables para la investigación, la documentación de dichos recursos y la elección de información adecuada a partir de ellos.

El resultado del esfuerzo de los maestros fue la publicación de trece biografías en 2011 y veinte en 2013. Al tener acceso a la colección curricular completa de las biografías elaboradas acorde a su edad, los estudiantes podrán leer e investigar por sus propios medios y aprender valiosas habilidades de escritura e investigación a temprana edad.

Con la lectura de cada biografía, los estudiantes adquirirán conocimientos y aprenderán a valorar las luchas y vicisitudes que superaron nuestros antepasados, la época en la que vivieron y por qué deben ser recordados en la historia.

El conocimiento es poder. Las biografías de la serie "Grandes vidas en la historia de Colorado" ayudarán a que los estudiantes de Colorado descubran lo emocionante que es aprender historia a través de las vidas de sus héroes.

Se puede obtener información sobre la serie a través de cualquiera de los tres socios:

Filter Press en www.FilterPressBooks.com
Colorado Humanities en www.ColoradoHumanities.org
Escuelas Públicas de Denver en curriculum.dpsk12.org/

Reconocimientos

La organización Colorado Humanities y las Escuelas Públicas de Denver agradecen a las numerosas personas que contribuyeron con la serie "Grandes vidas en la historia de Colorado". Entre ellas se encuentran:

Los maestros que aceptaron el desafío de escribir las biografías.

Dra. Jeanne Abrams, directora de la sociedad histórica judía Rocky Mountain Jewish Historical Society, y Frances Wisebart Jacobs, experta.

Paul Andrews y Nancy Humphry, Felipe y Dolores Baca, expertos.

Dra. Anne Bell, directora del programa Teaching with Primary Sources, University of Northern Colorado.

Analía Bernardi, traductora bilingüe, Escuelas Públicas de Denver.

Mary Jane Bradbury, portavoz Chautauqua de la organización Colorado Humanities, y Augusta Tabor, experta.

Joel' Bradley, coordinador de proyectos, Escuelas Públicas de Denver.

Sue Breeze, portavoz Chautauqua de la organización Colorado Humanities, y Katharine Lee Bates, experta.

Betty Jo Brenner, coordinadora de programas, organización Colorado Humanities.

Tim Brenner, editor.

Margaret Coval, directora ejecutiva, organización Colorado Humanities.

Michelle Delgado, coordinadora de Estudios Sociales de Enseñanza Primaria, Escuelas Públicas de Denver.

Jennifer Dewey, bibliotecaria de consulta, biblioteca Denver Public Library, Departamento de Genealogía e Historia Occidental.

Jen Dibbern y Laura Ruttum Senturia, biblioteca y centro de investigación Stephen H. Hart Library and Research Center, centro History Colorado.

Coi Drummond-Gehrig, director de Investigación y Ventas de Imagen Digital, biblioteca Denver Public Library.

☞ *Florence Sabin* 41

Susan Marie Frontczak, portavoz Chautauqua de la organización Colorado Humanities y orientadora del programa Young Chautauqua.

Tony Garcia, director artístico ejecutivo de El Centro Su Teatro y Rodolfo "Corky" Gonzales, experto.

Melissa Gurney, Museos de la Ciudad de Greeley, centro de investigación Hazel E. Johnson Research Center.

Jim Havey, Productor/Fotógrafo, Havey Productions, Denver, Colorado.

Josephine Jones, directora de programas, organización Colorado Humanities.

Beth Kooima, diseñador gráfico, Kooima Kreations

Jim Kroll, director, Departamento de Genealogía e Historia Occidental, biblioteca Denver Public Library.

Steve Lee, portavoz Chautauqua de la organización Colorado Humanities, y Otto Mears, experto.

April Legg, desarrolladora de programas escolares, centro History Colorado, Programas de Educación y Desarrollo.

Nelson Molina, editor de español y asesor de traducción.

Terry Nelson, director de Recursos Comunitarios y Colecciones Especiales, biblioteca Blair-Caldwell African American Research Library, y Fannie Mae Duncan, experta.

Jessy Randall, curadora de Colecciones Especiales, Colorado College, Colorado Springs, Colorado.

Elma Ruiz, coordinadora de Estudios Sociales K–5, Escuelas Públicas de Denver, 2005–2009.

Keith Schrum, curador de libros y manuscritos, biblioteca y centro de investigación Stephen H. Hart Library and Research Center, centro History Colorado.

William Thomas, biblioteca Pikes Peak Library District.

Danny Walker, bibliotecario principal, biblioteca Blair-Caldwell African American Research Library.

Dr. William Wei, profesor de Historia, Universidad de Colorado, Boulder, y Chin Lin Sou, experto.

Acerca de la autora

Stacey Simmons es maestra de primer año de escuela en Sabin World Elementary School en las Escuelas Públicas de Denver. Obtuvo su licenciatura en Providence College y su título de maestra en la Universidad de Colorado, Boulder. Vive con su esposo Deron, su hija Lilly y un pececito llamado Danté en Centennial, Colorado. A Stacey le gusta hornear, escribir, viajar y aprender.